CONTRIBUTION A L'ÉTUDE

DE LA

BALANO-POSTHITE GANGRÉNEUSE

Consécutive aux chancres mous sous-préputiaux

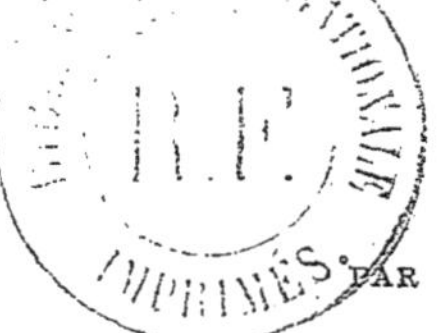

PAR

Le Docteur **PETITJEAN**

Ancien chimiste expert du Laboratoire municipal de la ville de Paris
Ancien chef de Clinique laryngologique du Dr Cadier.

PARIS

G. STEINHEIL, ÉDITEUR

SUCCESSEUR DE H. LAUWEREYNS
2, Rue Casimir-Delavigne, 2

1885

A LA MÉMOIRE

DE MON PÈRE ET DE MA MÈRE

A MON FRÈRE

A MA SŒUR

A MES PARENTS

A MES AMIS

A MON PRÉSIDENT DE THÈSE, ET EXCELLENT MAITRE

M. LE PROFESSEUR CORNIL

Professeur d'anatomie pathologique
Membre de l'Académie de Médecine
Chevalier de la Légion d'honneur
Sénateur de l'Allier

A MES MAITRES DANS LES HOPITAUX

MM. POLAILLON, VIDAL, GINGEOT

A MON AMI

LE DOCTEUR H. PICARD

Professeur libre de maladies des voies urinaires

INTRODUCTION

L'affection, ou plutôt la complication que nous avons entrepris de décrire est loin d'être nouvelle. Elle a dû certainement exister depuis que le chancre mou a fait son apparition et celle-ci se perd dans la nuit des temps. Mais, comme tout l'intérêt, et surtout l'intérêt pratique si considérable qu'elle présente réside tout entier dans le diagnostic et dans le traitement qui n'en est que le corollaire, il est évident qu'elle remonte à peine au premier tiers de ce siècle, alors que notre grand syphiligraphe Ricord différencia nettement la chancrelle du chancre syphilitique. Aussi bien, les observations publiées avant cette époque n'ont-elles pour ainsi dire qu'un intérêt rétrospectif. C'est à Ricord, en effet, qu'il appartient d'avoir le premier, non seulement donné la description des accidents gangréneux qui peuvent compliquer les chancres mous sous-préputiaux, mais encore d'avoir sans ambages et d'emblée indiqué nettement le traitement curatif de cette redoutable complication. C'est dans sa *Clinique iconographique de l'hôpital des vénériens* (1851), ainsi qu'on en pourra juger par les observations que nous rapportons, que l'on trouve décrite avec tous les détails quelle comporte, l'affection que nous étudions. Cependant, d'après le plan même de l'ouvrage, les faits sont dépourvus de commentaires, les planches qui leur sont annexées devant suffire pour la démonstration.

Depuis Ricord, il fut donc scientifiquement démontré que le chancre mou sous-préputial pouvait donner lieu à des accidents gangréneux de la plus haute importance. On parut du reste se contenter de cette affirmation, car si, à la vérité, tous les auteurs admettent sans conteste cette complication, il n'est pas moins vrai que nous n'avons encore pu découvrir un travail d'ensemble sur le sujet, analogue sous un certain point de vue au travail de M. Rizat sur les accidents inhérents à la syphilis (1).

Toutefois, nous risquerions fort d'être incomplet sinon ingrat en ne mentionnant pas deux publications dues aux plumes autorisées de MM. Mauriac et Horteloup.

Le premier de ces deux auteurs a, dans le *Progrès médical* de 1874 insisté à deux reprises sur la balanoposthite gangréneuse symptomatique du chancre simple (2) et en a nettement signalé toute la gravité. Sans anticiper sur notre description et nos conclusions ultérieures, nous pouvons dire que, à l'exemple de Ricord il conseillait au point de vue capital du traitement les incisions faites de bonne heure. Nous insistons, car M. Mauriac se trouvait sur ce point en compagnie de M. Ricord en désaccord avec l'Ecole de Lyon, représentée dans la circonstance par MM. Diday et Doyon qui ont jeté un si vif éclat sur la syphiligraphie française. Ces auteurs et tout

(1) Du phimosis et de la balano-posthite syphilitiques. — *Rizat,* Th. Paris, 1877.
(2) Mauriac. De la balano-posthite gangréneuse symptomatique du chancre simple. *Progrès médical* 1874, nᵒˢ 32, 33.

particulièrement le premier se montrent en effet dans leur livre devenu classique (1) tout particulièrement hostiles aux incisions. Il est évident que ce n'est pas de parti pris qu'ils agissent ainsi et que leur opinion doit s'appuyer sur des considérations raisonnées : on pourra du reste en juger plus particulièrement lorsque nous en reparlerons avec tous les détails nécessaires. Toutefois l'autorité qui s'attache aux publications de M. Diday pouvait être assez forte pour que l'on hésitât un instant, et l'hésitation peut avoir ici de graves conséquences. Aussi, croyons-nous que la clinique faite par M. Horteloup dans le courant de juillet 1883 répondait à un véritable besoin (2). Nul mieux que ce savant chirurgien n'avait jusqu'alors décrit avec plus d'exactitude les accidents gangréneux du chancre mou : aucun surtout n'avait mieux formulé les indications opératoires. Dès cette époque, grâce à la libéralité de M. le Dr Bottey alors interne de M. Horteloup, nous avons pu avoir communication des observations originales, qui, jointes à celles que nous avions recueillies nous-même dans le service de M. Simonet, nous semblaient constituer la base d'un travail d'ensemble sur cette question.

Nous y avons joint les faits de Ricord et de Mauriac, nous efforçant en outre de réunir tous les éléments nécessaires à une discussion d'autant plus intéressante suivant nous, que, comme nous l'avons déjà fait pressentir, elle a des résultats pratiques immédiats. Ce travail

---

(1) Thérapeutique des maladies vénériennes et des maladies cutanées, par Diday et Doyon, 1876.

(2) Cette leçon a été reproduite *in extenso* dans la *Semaine médicale* du 26 juillet 1883, n° 31.

n'est donc pas chose neuve, et cependant nous croyons qu'il pourra, dans la mesure de nos forces, fixer désormais un point de chirurgie vénérienne encore débattu.

Nous prions donc nos lecteurs de nous accorder toute leur bienveillance en accueillant favorablement ce modeste travail, dans lequel ils pourront trouver un reflet des idées que nos maîtres nous ont inculquées pendant le courant de nos études.

CHAPITRE PREMIER

Avant d'entrer de plain-pied dans le sujet que nous avons entrepris de décrire, il est de toute nécessité de bien fixer les limites de notre description. Le titre de notre travail nous paraît assez significatif à ce point de vue : ce sont les complications gangréneuses, c'est la gangrène à laquelle un ou plusieurs chancres mous peuvent donner naissance que nous étudierons au triple point de vue du diagnostic, du pronostic et du traitement.

Notre intention dès le début avait été d'étudier, ainsi que l'avait fait M. Horteloup dans la leçon dont nous avons parlé, les complications inflammatoires du chancre mou, dans lesquelles se trouve implicitement comprise la gangrène. Mais, ces complications sont très variées ; chacune d'elles mérite pour ainsi dire une description particulière, de plus, leur délimitation est très élastique : le phagédénisme est-il une complication inflammatoire ? L'adénite non virulente doit-elle rentrer dans ce cadre d'où l'on exclut l'adénite chancreuse ? Sous peine d'être incomplet nous aurions été amené à décrire toutes ces complications, travail bien au-dessus de nos forces. Nous avons pensé qu'il valait beaucoup mieux, pour les traiter avec plus de détails nous borner à la seule gangrène.

De plus en décrivant tout particulièrement la nécrose qui est consécutive aux chancres *sous-préputiaux*, nous avons cru nous adresser à la forme la plus intéressante ; les chancres du limbe, de la face externe du prépuce et du fourreau, bien que pouvant s'accompagner de gangrène ne donnant jamais lieu aux phénomènes si caractéristiques que nous allons rapporter, nous devions néanmoins ne pas les passer complètement sous silence.

Il nous faut étudier dès maintenant dans quels cas se montrera la gangrène étant donnés un ou plusieurs chancres sous-préputiaux.

Étiologie. Age. — Les malades que nous avons observés ou dont nous rapportons les observations étaient tous des sujets jeunes, de 17 à 28 ans. Nous ne voudrions pas qu'on en tirât la conséquence que seuls les sujets jeunes sont prédisposés à la gangrène lorsqu'ils ont contracté des chancres mous sous-préputiaux. Les statistiques indiquant nettement sans qu'il soit besoin d'y insister davantage que c'est de 20 à 30 ans que l'on observe le plus de chancrelles, il ne faut donc voir là qu'une coïncidence en rapport avec la plus grande fréquence des rapports sexuels à cette époque de la vie, où les sujets n'ayant pas encore le plus souvent consacré une union définitive, peuvent puiser la contagion à des sources plus souvent renouvelées. Aussi croyons-nous pouvoir ajouter que lorsqu'on s'expose à la contagion on peut à n'importe quel âge de l'existence être en butte à des accidents gangréneux. Du reste il existe en dehors de l'âge d'autres facteurs beaucoup plus importants.

État du prépuce. — L'état du prépuce nous semble jouer ici un certain rôle. En tenant compte de tous les facteurs que nous allons énumérer, nous pensons que les individus les plus prédisposés sont ceux chez lesquels le prépuce est long, étroit, bien que cependant le gland puisse se découvrir en tout ou en partie pendant l'acte du coït. Il est d'abord de notion commune que par la suite de la stagnation qu'ils peuvent favoriser, les prépuces longs et étroits prédisposent singulièrement aux diverses affections contagieuses ; dans la circonstance, outre ce point de vue général qui cependant n'est pas négligeable il deviendra facile de comprendre par la suite, que c'est à l'inextensibilité du prépuce par suite de son extrême infiltration que doit être attribuée une grande partie des causes des accidents gangréneux. Toutefois, étant donné la rapidité avec laquelle la gangrène se montre dans la majorité des cas, il est nécessaire de ne pas faire supporter aux tissus eux-mêmes une part trop grande, car il semble bien que l'état général, que les conditions particulières dans lequel se trouve un sujet qui possède un prépuce normal sont suffisantes pour éclairer la pathogénie des symptômes observés.

Nombre de chancres. — En lisant les observations dans lesquelles les individus, ou le chirurgien ont pu avant l'apparition des phénomènes gangréneux, constater la présence des ulcères chancrelleux, on se convaincra que plus le sujet est porteur de chancres mous plus la gangrène a de la tendance à s'établir. Toutefois, nous manquons et pour cause de données très exactes à ce sujet.

Le plus souvent, en effet, lorsque les malades, tout au moins ceux de la clientèle hospitalière, viennent réclamer les soins, c'est déjà lorsque le phimosis est établi et que le gland ne peut plus être découvert. La constatation du nombre des ulcères devient donc difficile. En outre lorsque, comme nous le verrons, par suite de la gangrène, le gland a été mis à nu il devient également difficile de préciser le nombre primitif des chancrelles, plusieurs d'entre elles ayant pu être emportées ou tout au moins s'étant confondues avec les détritus gangréneux dépendant du prépuce. Enfin, sur le gland lui-même, la gangrène a quelquefois exercé de tels ravages que cette numération devient impossible. C'est là, du reste, pour ainsi dire, une question d'ordre secondaire si nous nous plaçons particulièrement au point de vue du traitement, car, lorsqu'on soupçonne que la gangrène peut survenir on doit prendre autant de précautions curatives pour un chancre unique que pour des chancres multiples.

Nous devons encore dire quelques mots suivant que le ou les chancres siègent sur le gland ou sur la face interne du prépuce. Il est certain qu'un large chancre du gland peut être l'occasion de phénomènes gangréneux portant non seulement sur lui mais encore sur le prépuce qui ici réagit secondairement si tant est qu'il n'est pas lui-même le siège de chancrelles. Mais le plus souvent il existe à la fois des chancres des deux organes et au point de vue de la symptomatologie, il est plusieurs cas à considérer.

Il existe fréquemment un chancre de la rainure glando-préputiale : dans ce cas les deux organes sont

simultanément intéressés et nous assisterons là à ces
circoncisions d'emblée qui se font pour ainsi dire chirur-
gicalement. Dans ce deuxième cas le prépuce seul est le
siège d'un ou plusieurs chancres. La gangrène survient
à leur niveau : le prépuce se perfore, il est alors permis
aux liquides de s'écouler et la gangrène peut s'arrêter ne
laissant à sa suite qu'une perforation plus ou moins
régulière : ou bien si le processus est trop violent, le
gland violemment comprimé par le prépuce lui-même
et les liquides interposés qui ne trouvent qu'un écoulement insuffisant peut se mortifier pour ainsi dire secondairement. Ce cas est d'une interprétation facile : il
contient dans sa pathogénie tout un enseignement au
point de vue du traitement.

État général. — L'état général du sujet joue ici un
rôle prépondérant : si en effet l'on peut discuter sur le
nombre et la situation des chancres il n'est pas permis
d'être en désaccord sur les conditions de santé antérieure
du sujet. La gangrène, dans les chancres mous sous-préputiaux se montre chez les individus *alcooliques,* et
chez ceux qui ont eu récemment à supporter des fatigues
et particulièrement les *fatigues de la marche.* Ces
deux facteurs jouent un rôle prépondérant ; ils sont
expressément relevés par tous les auteurs dans les observations que nous rapportons. Leur influence est surtout
manifeste dans notre observation 3, où un homme qui
était malade depuis plus d'un mois, vit la gangrène survenir à la suite des excès alcooliques auxquels il n'avait
pas renoncé malgré son affection.

Tels sont les divers facteurs que l'on peut faire intervenir pour expliquer la pathogénie de la gangrène dans les chancres mous sous-préputiaux. La coexistence d'une blennorrhagie (obs. 1) ou de toute autre complication doit être signalée ; ces complications ne paraissent agir que par l'augmentation des liquides en stagnation. La même influence toutefois, ne peut être attribuée au bubon qui coexiste rarement, bubon qui du reste a une toute autre importance en diagnostic qu'en étiologie.

CHAPITRE II

L'étude des symptômes qui précèdent, accompagnent et suivent la gangrène consécutive aux chancres mous sous-préputiaux est véritablement d'un grand intérêt. En effet, par suite d'une lésion localisée nous allons assister au tableau clinique d'une affection générale qui donne à penser que l'organisme tout entier est infecté.

Prenons le fait tel qu'il est donné le plus souvent de l'observer à la consultation hospitalière, et ultérieurement dans les salles de l'hôpital, car comme nous l'apprendrons, il est rare de le voir se développer dans les salles alors que le malade est déjà hospitalisé depuis plusieurs jours.

Un individu se présente fatigué, en proie à la fièvre : sa verge est pour ainsi dire terminée en battant de cloche, son extrémité étant considérablement augmentée de volume : le prépuce est rouge luisant, violacé ; par son orifice il s'écoule une sanie purulente bien plutôt encore que du pus. Il nous raconte ce qui suit. C'est un alcoolique qui a récemment encore fait des excès, il s'est de plus fatigué sept ou huit jours auparavant après un coït suspect remontant à trois, quatre ou cinq jours, il s'est aperçu qu'il s'était développé soit à la surface du gland, soit sur le prépuce, soit dans la rainure balano-préputiale, une ou plusieurs ulcérations jaunâtres à surface inégale, à base molle, à bords légèrement déchiquetés. Si le malade a été vu antérieurement le diagnostic a pu facilement être établi, sinon, la description qu'il en donne permet à peu près seule de ne pas s'égarer. Pendant deux ou trois jours il a encore pu décalotter si tant est que la largeur ordinaire de son prépuce le lui permettait ; puis, le gonflement est survenu, le phimosis s'est constitué. A cette première période il s'est établi un écoulement assez franchement purulent venu des ulcérations, écoulement toujours assez abondant, et assez irritant de sa nature pour produire de l'érythème des tissus de voisinage si surtout les pansements ont été mal institués.

C'est alors que s'ajoute à cette période prémonitoire pour ainsi dire une série de symptômes particulièrement bien étudiés par M. Mauriac. Tout à coup la fièvre s'allume, et très vive, à un degré considérable : elle prend parfois un véritable caractère ataxo-adynamique ; le malade qui en est la proie pouvant être atteint même de délire. La langue est saburrale puis sèche, l'urine est rare, la constipation ordinaire. Parallèlement, il se passe du côté du prépuce des phénomènes d'une facile constatation. Jusqu'alors, le gonflement existait à la vérité, mais avec un caractère spécial, les tissus étaient encore mous, la pression était douloureuse et surtout par places correspondantes aux lieux d'inoculation. Maintenant, les tissus sont tendus à leur maximum : la surface extérieure du prépuce de rouge est devenue lie de vin, feuille-morte, violacée par places : la douleur à la pression s'est diffusée. A son tour l'écoulement sous-préputial s'est modifié : il a pris des caractères tout spéciaux. Jusque-là il était franchement purulent ; disons plus, il était véritablement spécifique, en ce sens que son inoculation reproduisait un chancre mou caracté-ristique. Il n'en est plus ainsi : ses caractères physiques ont complètement changé : de bien lié qu'il était il est devenu séreux, de jaune il est devenu verdâtre, sanieux, gris, de mauvaise nature en un mot ; enfin il n'est plus inoculable. Enfin, les jours précédents son odeur était nulle ou peu marquée, maintenant *il sent la gangrène.*

La douleur est à son maximum d'intensité : elle est pesante, gravative avec élancements intermittents, mais peu fréquents : il existe là une sensation de tension qui dénote la lutte qui s'établit entre le gland augmenté de volume, et son antagoniste le prépuce qui ne veut plus, qui ne peut plus se laisser distendre.

Les phénomènes objectifs s'accentuent : sur le prépuce apparaissent une ou plusieurs taches noires que surmontent assez souvent une ou plusieurs phlyctènes. Parfois c'est à la face antérieure qu'on les observe, d'autres fois c'est au pourtour de la couronne, ou tout au moins à ce niveau supposé, car l'œdème est diffusé dans le fourreau. La gangrène s'est établie ; la peau se perfore ; l'eschare préputiale tombe, donnant naissance à une solution de continuité par laquelle s'échappent les liquides purulents. Dès lors la fièvre devient beaucoup moins vive : elle ne tardera pas à s'atténuer au point de disparaître complètement au bout de quelques jours.

Le liquide d'écoulement a pris alors un aspect véritablement pathognomonique et sur lequel M. Horteloup a beaucoup insisté et avec très juste raison. Outre son odeur si spéciale, outre les détritus gangréneux qu'il peut contenir et entraîner, il renferme le plus souvent des *gouttelettes huileuses* facilement reconnaissables et *qui sont des indices certains de la gangrène* lorsqu'elles apparaissent avant la perforation.

Si l'on n'est pas intervenu à temps et à main armée, des désordres de même ordre, mais variables en intensité se sont produits. Au degré le plus simple s'est effectuée une perforation du prépuce par laquelle le gland a pu faire hernie, mettant, comme dit M. Diday, *le nez à la fenêtre*. Assez souvent la ligne d'élimination se produit au niveau de la rainure balano-préputiale : il peut se faire une circoncision véritable. Il est rare cependant que celle-ci soit très régulière : le plus souvent toute la face antérieure du gland se trouve découverte et de chaque côté se voient deux replis cutanés, deux sortes d'oreilles, de bavolets dans lesquels repose le gland comme dans une gouttière. Car il est à noter que, lorsque la partie antérieure du gland n'est pas atteinte, il persiste toujours au niveau du frein une sorte de moignon disgracieux. Etant donné les conditions d'irrigation

2

artérielle de l'organe il était facile de prévoir que ce point devait être le dernier respecté.

A ce propos, nous devons mentionner un symptôme qui, bien que peu fréquent, est de haute importance au point de vue pronostique surtout. Au moment où la congestion des tissus est à son maximum, alors que le chancre se forme et va s'éliminer il peut se produire une *hémorrhagie* (obs. 8) véritablement inquiétante par sa persistance et son abondance. Sans cesse il s'écoule du sang noir par l'orifice préputial, écoulement très rebelle, vu sa cause, et le traitement reste inefficace jusqu'au jour où l'eschare tombe, entraînant tout ou partie du prépuce avec elle ; éliminant tout ou partie du gland, attaquant même les corps caverneux.

C'est qu'en effet le prépuce n'est pas toujours seul en cause : sa destruction peut bien s'accompagner de celle du gland. Lorsque l'eschare a fait son ouverture, on voit ce dernier recouvert d'un sphacèle plus ou moins considérable, en étendue, et dont il est difficile de préciser la profondeur. Lorsque cette eschare tombe on s'aperçoit qu'elle entraîne avec elle une partie du gland, que le canal de l'urèthre peut être ouvert à ce niveau, que le gland peut être réduit à un petit moignon, que les corps caverneux eux-mêmes peuvent être détruits sur une certaine étendue parce qu'il y a là une spécificité toute particulière. C'est ce que Hunter (1) avait déjà bien vu lorsqu'il dit : « Il y a dans ce phénomène pathologique quelque chose de plus que l'action spécifique du virus,

(1) Hunter. Traité de la maladie vénérienne (traduction Richelot), 1859, p. 397 et 401.

car *l'inflammation s'étend au delà de sa distance spécifique* ; » et il ajoute : « Dans plusieurs cas l'inflammation n'affecte pas seulement la peau de la verge dans laquelle est compris le prépuce, mais elle attaque le corps même de la verge et produit souvent des adhérences et même la gangrène dans les cellules mêmes des corps caverneux. » Ricord qui a annoté ce passage de Hunter insiste encore sur ces adhérences entre les lambeaux du prépuce et les restes du gland ; il note les vices de conformations accidentelles et les œdèmes durs qui persistent pendant longtemps encore.

Toutefois nous devons noter les modifications heureuses et rapides de l'état général, si tout ce qui devait se gangréner l'a été d'emblée, et non par *phases successives*, ainsi qu'on le voit quelquefois, mais plus rarement toutefois. Les eschares qui masquent encore tant de désordres irréparables finissent de tomber sans fièvre, car celle-ci s'est éteinte avec le processus : la gangrène a donné tout ce qu'elle pouvait donner : la lésion ne s'étendra plus.

C'est qu'en effet il s'est produit là un fait de pathologie générale du plus haut intérêt : fait qui a été bien mis en lumière par M. Mauriac : « L'inflammation érysipélato-phlegmoneuse, dit-il, qui s'empare des chancres mous sous-préputiaux et qui s'étend comme une fusée à toutes les parties comprises dans la sphère de virulence a pour premier effet d'éteindre instantanément le foyer morbide et d'anéantir en lui toute trace de spécificité. La nature ici égale l'art si elle ne lui est supérieure. Prenez pour tuer un chancre simple le caustique le plus actif, le plus infaillible, jamais vous n'arriverez à la neutralisation du virus d'une façon plus sûre, plus prompte, plus complète que cette réaction inflammatoire franche et spontanément conçue par l'organisme. » Disons en passant que nous ne souscrivons pas complètement à l'interprétation proposée par M. Mauriac qui, ainsi qu'il le dit lui-même, a voulu établir dans ces cas des analogies directes avec ce qui se produit lorsque l'érysipèle vient à envahir des régions où se trouvent des lésions syphilitiques (1). Sans faire intervenir l'érysipèle il est assez, croyons-nous, de la gangrène pour détruire les germes spécifiques du chancre mou. Expérimentalement toutefois et quelque opinion qu'on admette, la spécificité n'est pas moins atteinte et détruite, car jamais plus à cette époque le pus n'est inoculable.

Un symptôme dont nous n'avons pas encore parlé en est une preuve de plus. Tous les auteurs insistent sur ce fait que, lorsqu'avant l'apparition de la gangrène il n'existait pas de bubon relevant du chancre mou, pendant toute l'évolution de celle-ci les ganglions restent indemnes. De plus s'il existait un bubon simple, celui-ci ne devient jamais chancreux consécutivement.

La *marche* de la gangrène consécutive aux chancres mous sous-préputiaux est rapide. C'est, dit M. Horteloup (2), l'un des points les plus curieux de cette complication. Il suffit habituellement de 4 à 5 jours pour

(1) V. Mauriac. Etude clinique sur l'action curative de l'érysipèle dans la syphilis. Paris 1873, p. 5-3.
(2) Loc. cit. *Semaine Médicale* 1883, n° 31.

déterminer ce résultat, mais il peut se manifester exceptionnellement en moins de vingt-quatre heures. Je me souviens avoir observé un cas de gangrène complète qui s'est en quelque sorte produite sous nos yeux. Le malade entra epns le service un mercredi, le lendemain il y avait un léger phimosis inflammatoire, mais il put décalotter et nous constatâmes plusieurs chancres simples sur la couronne.

« Vingt-quatre heures plus tard nous le réexaminions, mais à ce moment la situation était bien changée, l'extrémité de la verge recouverte de son prépuce, présentait un gonflement énorme et les liquides sous-préputiaux offraient une odeur gangréneuse des mieux caractérisées. Je fis immédiatement une incision à la partie dorsale du prépuce, mais il était déjà trop tard. Toute la partie antérieure du gland était froide et présentait une teinte feuille-morte.

« Quelques jours plus tard, nous assistions à la chute complète du gland dont il ne resta qu'un petit moignon formé par le canal de l'urèthre qui traverse le gland. Malgré cette énorme destruction, le malade a pu encore avoir des enfants. »

Cette observation en dit plus que bien des descriptions : elle est un exemple frappant de la rapidité avec laquelle la gangrène peut se produire dans certains cas. Cependant, nous devons y adjoindre quelques considérations sous forme de conclusions à ce chapitre. En relevant nos observations, nous trouvons que la durée du processus, de son début jusqu'à sa terminaison, c'est-à-dire jusqu'à la réparation complète des eschares

est encore assez longue : elle est, de plus, influencée
comme nous le verrons, par une intervention chirurgicale
judicieuse. Si, comme cela paraît être la règle, nous
admettons que le phimosis et la balano-posthite gangréneux débutent en moyenne après 10 ou 12 jours
de chancre, on trouve que la guérison n'est complète
environ qu'après 25 ou 40 jours ; dans un cas, elle ne
fut terminée qu'après 60 ou 65 jours (obs. 7). Tout cela
dépend bien évidemment de l'étendue des lésions gangréneuses et de la vitalité propre du malade. Mais ce
que l'on peut dire, c'est que les lésions se réparent
vite et facilement, et qu'on est étonné une fois que le
processus est éteint de la rapidité avec laquelle la guérison s'effectue, sans que jamais, nous y insistons à nou-
veau, les tissus sectionnés ne s'inoculent.

Nous serons donc bref sur le *pronostic*, qui ressort
évidemment de ce que nous venons de dire : la gangrène
consécutive aux chancres mous sous-préputiaux est certainement une affection grave, par cela même qu'elle
agit sur des organes de haute utilité, dont elle peut entraver considérablement, sinon supprimer le fonction-
nement.

En tous cas, elle ne paraît jamais entraîner la terminaison fatale.

CHAPITRE III

Le *diagnostic* de l'affection ou mieux de la complication dont nous avons donné les symptômes dans le

précédent chapitre présente plusieurs points à considérer. C'est ainsi, qu'en présence d'un phimosis inflammatoire, il deviendra nécessaire d'établir la véritable cause de ce phimosis et de déterminer exactement s'il est sous la dépendance des chancres mous. A un degré plus avancé, lorsque la gangrène est imminente, on devra rechercher si celle-ci dépend encore des chancrelles. Enfin, point important, il faudra diagnostiquer ou mieux préciser le moment précis où le chirurgien devra intervenir.

Prenons d'abord le cas le plus simple, qu'il est du reste donné peu souvent d'observer, tout au moins à l'hôpital. Le malade se présente, pouvant encore décalotter, il est porteur d'un ou plusieurs chancres mous sous-préputiaux. A ce moment déjà on peut penser à des complications ultérieures, si les chancres sont nombreux, si l'inflammation qu'ils déterminent est intense, si surtout le prépuce est étroit, on fera donc bien d'instituer de suite un traitement préventif dont nous reparlerons bientôt.

A un degré de plus, le phimosis est établi : il s'écoule par l'orifice préputial un liquide assez franchement purulent ; enfin, nous admettons encore que le malade lui-même qui ne peut décalotter, qui ne l'a jamais pu, ne nous fournit aucun renseignement sur la présence d'ulcérations sous-préputiales. On peut, à ce moment, croyons-nous établir le diagnostic de chancres mous en se guidant sur plusieurs signes. D'abord, s'il est vrai, comme nous l'avons dit, que pendant l'évolution de la gangrène, les ganglions de l'aine ne sont que peu ou pas influencés,

il n'est pas moins certain que pendant toute la période
antérieure de virulence, il peut se montrer un bubon
(obs. 2), lequel peut même devenir chancreux (obs. 4).
Quelque hypothèse qu'on admette au point de vue de
cette dernière complication, le diagnostic s'en trouve
donc notablement éclairé ; il est complet si la plaie inguinale est devenue virulente. Mais, en dehors de cette rare
complication, il est d'autres signes constants à cette
période. Nous avons parlé de l'écoulement, celui-ci
pourrait en imposer. S'il est dû à une *blennorrhagie*
le malade souffrira en urinant ; mais une blennorrhagie
peut coexister (obs. 1) ; il est certain en outre qu'un
phimosis inflammatoire simple consécutif à la *mastur-
bation* ou à des *excès vénériens* pourra également produire des résultats qui bien que moins accentués et moins
durables pourraient néanmoins en imposer pendant un
certain temps à un observateur non prévenu. Toutefois,
le palper du prépuce fournit des renseignements précieux.
Si la sensation, qu'il donne, sensation toute de mollesse
générale n'a rien de bien spécial, tout au moins en ce
qui regarde les maladies que nous avons énumérées ; il
n'est pas moins vrai que le doigt rencontre par places
des points douloureux à la pression, sur la signification
desquels un chirurgien exercé ne se trompera pas. C'est
au niveau de ces points que siègent les chancres mous.
Enfin, hésiterait-on, que nous possédons à cette période
un moyen presque infaillible de diagnostic dont il est
permis d'user le plus largement : nous voulons parler
de l'inoculation. Celle-ci produit la repustule caracté-
ristique dont il est si facile d'entraver la marche au

moyen d'une rapide cautérisation au chlorure de zinc.

A cette période, il devient également très important de différencier le phimosis et la balano-posthite du chancre mou d'avec les lésions de même ordre causées par les autres ulcérations sous-préputiales. Négligeant l'*herpès* qui peut certainement faire commettre des erreurs de diagnostic, mais qui, croyons-nous, n'a jamais produit la gangrène, nous nous occuperons tout spécialement des *chancres indurés*. Ce ou ces chancres donnent souvent lieu à de la balano-posthite (1) et ajoutons-le de suite, ils peuvent amener des phénomènes gangréneux assez analogues à ceux que nous avons décrits. C'est donc avec eux qu'il sera le plus souvent donné d'établir une confusion : nous nous plaçons ici dans le cas où, pour une cause ou pour une autre, l'inoculation a échoué. Deux choses vont nous guider : l'écoulement et l'état du prépuce. L'écoulement, en effet, n'est plus le même que dans le cas précédent ; bien qu'il puisse néanmoins, lors d'une inflammation vive revêtir les caractères de la purulence, il est certain que, dans la majorité des cas, il sera surtout séreux, trouble, moins abondant que dans le cas de chancres mous. Il suffit du reste de se reporter par la pensée à la sécrétion qui s'établit ordinairement à la surface des deux sortes de chancres. De plus, le prépuce ne présentera plus l'œdème souple dont nous parlions récemment : il s'agit d'un *œdème dur*. La palpation par places n'est que peu douloureuse; mais en revanche, surtout lorsque les chancres siègent sur la face

(1) V. à ce sujet la thèse de M. Rizat. Paris, 1877. Du phimosis et de la balano-posthite syphilitiques.

interne du prépuce et même sur le gland, elle donne
une sensation toute spéciale de dureté qui, dans certains
cas, peut être véritablement cartilagineuse. Enfin, toujours à cette période les ganglions de l'aine ont répondu
suivant leur modalité habituelle : il existe là une adé-
nopathie trop bien connue pour que nous ayions besoin
d'y insister davantage.

Mais, le prépuce est rouge, tendu, violacé, il existe
même des phlyctènes,la gangrène va se produire : est-elle
due à des chancres mous ou à des chancres indurés sous-
préputiaux ? M. Rizat donne à ce sujet les éléments d'un
bon diagnostic. Il fait d'abord remarquer que le chancre
induré donne bien moins souvent lieu à la gangrène que
le chancre mou; de plus, et nous ne revenons pas sur
les signes importants antérieurs que nous avons déjà
énumérés; bien que la gangrène soit imminente, elle
présente toujours des symptômes caractéristiques. D'a-
bord, elle ne survient jamais avec cette brutalité que
nous connaissons : cette verge tuméfiée, *lourde* de la
vérole, peut rester ainsi plusieurs semaines sans qu'elle
apparaisse et même les phlyctènes ont-elles déjà fait
leur apparition que le processus lui-même évoluera
encore avec plus de lenteur que précédemment. Lorsque
la gangrène s'est effectuée, s'il était besoin d'apporter de
nouveaux éléments à ce diagnostic qui semble désormais
s'imposer, nous ajouterions que les tissus qui restent
encore sont longtemps le siège de l'œdème dur que nous
connaissons et que la résolution ne s'en établit que lentement.

Lorsque ce sont des *plaques muqueuses* confluentes

qui ont, ainsi qu'on l'observe quelquefois, donné lieu aux phénomènes gangréneux, aux caractères précédemment cités et qui appartiennent à la syphilis, il s'en joint un autre : nous voulons parler de l'odeur si spéciale à ce genre de lésion, odeur que l'on retrouve dans les liquides qui s'écoulent par l'orifice préputial.

Nous ne dirons que quelques mots de la *balano-posthite interstitielle profonde* décrite par M. le professeur Fournier. Elle est, en effet, le plus souvent limitée à une portion du gland ; cependant elle peut quelquefois l'envahir en totalité. Dans le premier cas, elle s'observe exclusivement au niveau du méat urinaire où le plus souvent elle est symptomatique d'une phlegmasie ou d'une ulcération de l'urèthre. Le diagnostic en est donc facile. Elle peut, à la vérité, envahir toute la muqueuse préputiale, mais elle ne s'accompagne jamais ni de phénomènes réactionnels ni de phénomènes gangréneux analogues à ceux que nous avons signalés.

Nous pourrions encore dire quelques mots du *phagé-dénisme* qui survient parfois au niveau des chancres mous sous-préputiaux : son diagnostic, au début tout au moins, peut être très difficile ; mais il exerce des ravages avec une lenteur bien différente de la rapidité avec laquelle apparaît la gangrène et nous croyons qu'il serait difficile de confondre ces deux complications.

Enfin, que dire d'une maladie que M. Fournier a décrite récemment sous le nom de *gangrène fou-droyante de la verge* et qui présente avec notre complication bien des points d'analogie ? Que cette affection n'est pas encore assez connue pour qu'on puisse en préciser la nature : qu'elle ne coexiste pas avec des *ulcérations antérieures* et qu'enfin ce que nous n'avons jamais observé, qu'en même temps que la gangrène du prépuce et du gland, celle du scrotum peut aussi se produire. Ce sont là, croyons-nous, des symptômes suffisants pour établir le diagnostic (1).

Quant à la diagnose si importante des indications opératoires, nous en parlerons au chapitre du traitement.

TRAITEMENT

Les développements dans lesquels nous sommes entrés nous permettent de préjuger déjà des règles que nous aurons à suivre au point de vue du traitement. Ici, comme précédemment, nous avons plusieurs cas à considérer.

Le malade se présente porteur de chancres mous sous-préputiaux dont le degré d'inflammation peut faire penser à la possibilité du développement ultérieur de la gangrène.

Le malade se présente avec des signes et des symptômes non équivoques de gangrène au début.

La gangrène s'est effectuée spontanément : elle a produit des lésions plus ou moins considérables.

Le traitement n'est certainement pas le même dans les trois cas.

(1) V. Fournier. *Semaine médicale*, 1883, p. 345 et *S. méd.* 1884, p. 71.

Dans le premier on devra intervenir activement, médicalement pour ainsi dire pour prévenir la gangrène et divers procédés sont en présence. Ils portent tous bien plutôt sur la nature de l'agent employé que sur son mode d'emploi. A ce sujet M. Diday paraît avoir bien formulé la marche à suivre. Le malade devra faire lui-même de fréquents lavages sous-préputiaux soit avec de l'eau chlorurée, ainsi que le recommande M. Horteloup, soit avec une solution de nitrate d'argent au quarantième, ainsi que le conseille M. Diday. Si le malade n'est pas traité à l'hôpital il est nécessaire de lui montrer à faire lui-même les injections qui devront être faites la verge tenue haute et renouvelées plusieurs fois par jour, au nombre de trois si l'on se sert de la solution d'argent. A l'aide de cette méthode il est souvent donné de voir après un temps plus ou moins long les phénomènes inflammatoires s'amender et les chances de gangrène s'évanouir. Si toutefois celle-ci menaçait de se produire, si les phénomènes prémonitoires que nous avons décrits se montraient on ne devrait pas hésiter un seul instant : il faudrait le brûler et le brûler largement. Disons encore qu'il est utile de ne pas se servir en injections de solutions trop concentrées qui pourraient dépasser le but qu'on se propose et augmenter encore l'inflammation.

Le traitement chirurgical de la gangrène à son début a été préconisé depuis longtemps. Ricord l'a employé dans les observations que nous rapportons : à Paris aujourd'hui on est unanime à le conseiller. Il peut donc sembler particulier que l'Ecole de Lyon s'y montre réfractaire. La considération si élevée qui s'attache en pareille matière à M. Diday nous fait un devoir de rapporter dans son entier le passage dans lequel cet auteur s'élève contre les incisions qu'il semble juger inutiles pour ne pas dire plus.

« Traiter ainsi les chancrelles, dit-il, sans les voir, effraie presque tous les malades et quelques médecins. Aussi, pour peu que le mal persiste et surtout s'il s'aggrave d'abord, ce qui peut arriver, on est violemment tenté et parfois sollicité de débrider le prépuce pour examiner ce qui se passe dessous... Qu'on se rassure, et surtout qu'on résiste à la tentation d'user de l'instrument tranchant. Depuis plus de trente ans, à l'exemple de Baumès j'ai traité, soit à l'Antiquaille, soit en ville, par les seules injections, tous les cas de chancrelles sous-préputiales soumis à mon observation. Souvent l'inflammation a été vive, la peau du fourreau rouge, œdémateuse, la suppuration en apparence inévitable. Eh bien, en continuant avec persévérance les trois injections réglementaires par jour, en prenant soin de m'assurer qu'elles étaient bien exécutées et avec la dose prescrite je suis toujours venu à bout de calmer la douleur et de modérer l'inflammation, et cela dès le troisième jour ; puis de guérir sans désordres graves, sans perforation du prépuce. Et au bout d'un temps variable, quelquefois deux ou trois mois, mais ordinairement beaucoup moins, le phimosis a toujours fini par céder, mes clients demeurant en somme fort satisfaits de leur conformation normale antérieure, tout en ayant évité le coup de bistouri au moyen duquel une autre école juge indispensable de simplifier la cure, au prix de la chancrellisation en ce cas inévitable de toute la surface de l'incision (1). »

La lecture de ces lignes dans lesquelles le médecin de Lyon expose son opinion doit nous inspirer quelques réflexions. Il est certain qu'il est tout à fait inutile de se livrer à des incisions hâtives prématurées : il est en outre d'observation que les malades traités à l'hôpital sous la surveillance constante du chef de service et porteurs de chancres mous sous-préputiaux seront bien rarement en butte à cette redoutable complication, la gangrène. Mais, il n'est pas moins vrai, que celle-ci se montre parfois à l'hôpital même, et que bien souvent il se présente à la consultation des individus chez lesquels elle est inévitable sinon déjà produite : dans ce cas l'hésitation n'est plus permise. Du reste, M. Diday a pourtant observé des cas semblables puisqu'il conseille lorsque la gangrène est produite de suturer les bords de la plaie qui résulte de la perte de substance (p. 189). Qu'on se rappelle du reste la rapidité avec laquelle se déroule la scène morbide et quels désordres peut entraîner un processus laissé libre d'agir à sa guise, et l'on n'hésitera plus un seul instant.

Lorsque la peau du prépuce aura pris cette couleur livide tachetée de noir que nous connaissons il faudra l'inciser jusqu'au gland. Et quoi qu'en dise M. Diday on n'aura rien à craindre de cette chancrellisation de toute la surface de l'incision qu'il juge inévitable, car nous savons et toutes les observations en font foi, que la gan-

(1) Diday et Doyon. Thérapeutique des maladies vénériennes et des maladies cutanées, 1876 (p. 172).

grène a tué l'agent infectieux et que l'inoculation de la plaie n'est plus possible.

M. Horteloup (1) a parfaitement tracé les règles de ce traitement chirurgical.

« Il suffit, dit-il, presque toujours d'une seule incision médiane ; quelques personnes la font à l'aide d'un bistouri introduit sous la peau du prépuce jusqu'au niveau de la couronne du gland et ramené ensuite d'avant en arrière. C'est là un mauvais système.

« On a proposé également de sectionner la peau au thermo-cautère, afin d'éviter l'inoculation de la nouvelle plaie. Cette précaution est inutile, car lorsqu'on intervient, la gangrène est déjà produite et par conséquent le chancre n'est plus inoculable.

« Le procédé le plus simple à mon avis, celui dont je me sers presque toujours, consiste à utiliser une grosse paire de ciseaux, dont une branche est introduite sous le prépuce jusqu'à la racine du gland. Les tissus sont incisés d'un seul coup à l'aide de la seconde branche.

« Il est bon de savoir que, quel que soit le procédé employé, on peut sectionner l'artère dorsale de la verge ; cela n'a pas grande importance, la ligature de cette artère ne présentant aucune difficulté.

« Dans un cas de gangrène du prépuce on a conseillé de faire en arrière de la portion en voie de mortification une incision circulaire pour arrêter la gangrène. Je crois ce procédé inutile, car jamais la gangrène n'envahit la verge, et, de plus, je crois qu'il ne fait pas cesser la compression dont le gland peut être le siège et qu'il ne

(1) Loc. cit. *Semaine Médicale.*

répond pas à l'indication absolue qui s'impose au chirurgien ; faire cesser l'étranglement qui s'exerce soit : de dedans en dehors sur le prépuce, soit de dehors en dedans sur le gland. »

La mise en œuvre de ce procédé permet parfois d'éviter la gangrène en évacuant les liquides compresseurs et en effectuant le dégorgement des tissus. Toujours est-il, c'est que « les résultats de l'opération sont des plus simples. Si la gangrène a envahi le prépuce au moment de l'incision, la circoncision naturelle se produit par la chute des eschares ; si, au contraire, la gangrène du prépuce a été évitée, il faut, lorsque la guérison des chancres est complète, achever la circoncision que l'on a commencée en pratiquant l'incision médiane. Lorsque la gangrène a fait tomber le prépuce, il reste toujours à la partie inférieure un jabot qu'il faut enlever le plus souvent ». Nos observations nous ont appris que malheureusement les malades ne consentaient que bien rarement à se soumettre à cette petite opération. Inutile de dire que la plaie sera tenue avec la plus grande propreté ; pansée au moins deux ou trois fois par jour pour enlever les débris gangréneux qui pourraient encore continuer à se détacher : le pansement devra de plus être rigoureusement antiseptique.

Il n'y a pas de règles à tracer lorsque la gangrène s'est produite spontanément ; le plus souvent la plaie d'ouverture est suffisante pour permettre aux produits gangréneux de s'écouler et de s'éliminer ; on sera dans tous les cas autorisé à intervenir pour faciliter cette élimination.

Il peut arriver que les désordres soient très considé-rables. En ce qui concerne la gangrène totale du gland, Boyer qui avait observé des cas de ce genre a proposé l'amputation de la verge au niveau des limites du mal, afin d'empêcher l'inflammation de se propager. « Je n'ai pas besoin d'insister, dit M. Horteloup, pour vous démontrer que c'est là un système déplorable. Le mieux est de ne pas toucher aux parties mortifiées et de laisser les eschares s'éliminer toutes seules.

« Tout récemment un de nos distingués confrères de l'armée, M. Mathieu, ayant eu un cas de gangrène du gland, eut l'idée de se servir du petit jabot cutané que vous connaissez pour recouvrir l'extrémité libre du canal de l'urèthre privée de gland. Son malade guérit en con-servant un petit moignon ayant quelque ressemblance avec le gland. L'opération est très jolie, mais il s'agit de savoir si elle a rendu de réels services au malade. Ce morceau de peau qui recouvre l'extrémité de la verge la rend-il plus sensible aux excitations voluptueuses ? C'est là un point au sujet duquel l'observation est muette et quant à moi j'avoue que j'ai une certaine ten-dance à résoudre cette question délicate par la néga-tive. »

Telles sont les conditions du traitement que l'on de-vra instituer ; nous les résumons ainsi : Traiter active-ment les chancres mous sous-préputiaux : s'il y a me-nace de gangrène, ne pas hésiter à inciser, on y aura tout bénéfice, car la gangrène se trouvera évitée et le traitement sera dans tous les cas singulièrement abrégé. Compléter ultérieurement la circoncision.

CONCLUSIONS

De toutes les ulcérations qui siègent soit sur le gland, soit sur la face interne du prépuce, ce sont les chancres mous qui, de beaucoup, prédisposent le plus à la balanite et à la balano-posthite gangréneuses.

Les conditions qui favorisent l'apparition de la gangrène sont : l'étroitesse du prépuce ; le grand nombre de chancres sous-préputiaux. Les fatigues de toutes sortes, les excès antérieurs et particulièrement l'alcoolisme paraissent être des facteurs presque indispensables à l'apparition de la gangrène.

La gangrène débute le plus souvent dans les quinze premiers jours qui suivent l'apparition du chancre : elle est reconnaissable à l'augmentation générale du volume de la verge : à la teinte feuille-morte de la surface externe du prépuce, aux plaques noires et aux phlyctènes qui s'y montrent. Les liquides sous-préputiaux sentent la gangrène : ils contiennent en outre des gouttelettes huileuses. La fièvre est vive, l'état général est mauvais jusqu'à ce que la perforation du prépuce se produise.

La réparation s'effectue avec rapidité : toutefois les désordres peuvent être très considérables : la terminaison fatale paraît ne jamais s'être montrée.

Le diagnostic semble facile : toutefois il est important de le faire avant l'apparition de la teinte violacée du prépuce.

Le traitement consiste :

A prévenir la gangrène par les injections sous-préputiales de liquides médicamenteux.

A inciser et à débrider largement lorsque la gangrène est imminente.

Au moyen de l'incision prématurée on pourra parfois sauvegarder le gland et les corps caverneux.

OBSERVATIONS

Observation I (Personnelle)

Gauchot (Ch.), âgé de 17 ans, garçon marchand de vins, est entré le 23 février 1882, salle 1, lit n° 26, hôpital du Midi, service de M. Simonnet. C'est un sujet pâle, peu vigoureux, qui exerce cette profession dans laquelle il paraît avoir contracté des habitudes d'alcoolisme, depuis trois ans, et qui est depuis 11 ans à Paris. Il n'a jamais eu antérieurement de maladies vénériennes.

Il y a dix jours, nous dit-il, en décalottant, il s'est aperçu qu'il avait, sur la face interne du prépuce, une petite ulcération qui n'a pas tardé à augmenter en même temps que la « verge enflait ». Bientôt il lui devint impossible de décalotter, il se déclara un phimosis violent en même temps que l'état général devenait mauvais. Le malade fut obligé de prendre le lit. Il s'écoulait une grande quantité de liquide sanieux par l'ouverture préputiale. Les douleurs devinrent très considérables, et bientôt apparut, sur la surface externe du fourreau, un point noirâtre entouré d'un cercle rouge. Vers le huitième jour, ce point se circonscrivit, et un matin, dans les linges qui entouraient la verge, le malade trouva des « débris de chair » qui n'étaient autres que son prépuce, en partie sphacélé. Dès lors, l'écoulement se fit également par cette ouverture artificielle, et le malade entra à l'hôpital où nous le trouvons aujourd'hui.

Le 24 février. — Les bords de l'ouverture préputiale sont très augmentés de volume, épaissis, quoique souples, à travers s'écoule une sanie purulente roussâtre. La verge, au niveau du gland, ou mieux, la peau de cette région, a une teinte violacée générale : elle présente quelques rides transversales. L'ouverture qui siège à la partie antérieure est environ de la largeur d'une pièce de 50 centimes : ses bords sont inégaux, déchiquetés, noirs par place. A travers, on voit le gland à découvert. L'état général est peu satisfaisant : anorexie, langue saburrale, pas de fièvre. — Pansement : eau alcoolisée, injections sous-préputiales avec eau chlorurée plusieurs fois par jour, une potion de Todd.

Le 28. — L'état général est meilleur : l'écoulement est plus franchement purulent ; le malade souffre en urinant et a des érections douloureuses la nuit ; la plaie a meilleur aspect : elle tend à la cicatrisation ; un bain simple ; suppression du Todd. Pas d'engorgement ganglionnaire.

4 mars. — La plaie est presque cicatrisée, le malade peut décalotter : à la face interne du prépuce se voit une ouverture correspondant à celle qui existe sur la surface. Dans la rainure glando-préputiale existe une seconde ulcération en voie de cicatrisation qu'on inocule. Il existe une blennorrhagie à l'état aigu.

Le 6. — Inoculation abdominale positive, détruite avec chlorure de zinc et poudre de talc, parties égales.

Le 15. — Tout est cicatrisé ou presque cicatrisé : le malade sort le 20 avec un prépuce perforé, après avoir refusé de se laisser circoncire. La blennorrhagie va mieux mais n'est pas encore guérie.

OBSERVATION II (Personnelle)

Petit (Louis), 20 ans, coiffeur, entre le 2 février 1882, salle 1, lit n° 24, hôpital du Midi, service de M. Simonnet.

Ce malade a eu, en janvier 1881, une blennorrhagie avec une orchi-épididymite droite, dont on sent encore l'induration. Il est également porteur d'un varicocèle gauche. L'état général semble assez bon, bien que le malade avoue qu'il s'est beaucoup fatigué les jours précédents, étant sans place.

La verge offre l'aspect suivant : il existe un phimosis inflammatoire assez considérable, la région balanique est très augmentée de volume et le siège d'un œdème mou et rouge. Les bords du prépuce sont enflés, et on y voit une ulcération venue de sa face interne, ulcération à fond jaune, pulpeuse et dans laquelle il est facile de reconnaître un chancre mou. Du reste, il existe, dans l'aine droite un bubon presque fluctuant. Tous ces accidents remonteraient environ à 10 à 12 jours ; le malade s'est, du reste, très mal observé. Traitement, injections sous-préputiales d'eau chlorurée.

4 février. — On ouvre le bubon de l'aine droite : il en sort une assez grande quantité de pus de bonne nature. Le phimosis inflammatoire a encore augmenté de volume. Le bubon est pansé à l'iodoforme.

Le 8. — Le malade nous dit avoir passé une très mauvaise nuit : en effet, il est très abattu, les traits sont tirés, la langue sale, la fièvre vive. Il a énormément souffert, nous dit-il, de sa verge, qui est le siège d'une douleur profonde et d'élancements intermittents. La verge, en effet, présente l'aspect d'une massue noirâtre avec moulure de la région balanique. Il s'écoule, par l'orifice du prépuce, un pus sanieux ; cataplasmes.

Le 9. — La nuit a été très mauvaise : on pratique, avec le bistouri, une incision allant jusqu'au gland : la lame traverse des tissus œdémateux sphacélés, dont il s'écoule peu de liquide, lequel, du reste, est mélangé de quelques gouttelettes huileuses. Au fond de l'incision, on voit le gland qui a mauvais aspect, autant qu'on peut en juger. Potion de Todd ; p^t à l'alcool.

Le 10. — Les douleurs ont beaucoup diminué : la fièvre est tombée, l'état général est meilleur, il s'écoule, par la plaie et l'ouverture du prépuce, des lambeaux sphacélés, de mauvaise odeur. L'œdème préputial a un peu diminué.

Le 15. — A travers la plaie, on voit maintenant le gland à découvert. Dans sa portion visible, on le voit recouvert d'une plaque noire craquelée par places, véritable plaque de gangrène dont il est difficile de reconnaître la profondeur.

Le 19. — L'œdème a presque complètement disparu : depuis deux jours, la sécrétion purulente qui s'est beaucoup tarie ne contient plus de gouttelettes huileuses et de débris de sphacèles. En écartant bien les lèvres de la plaie, on voit que le gland, irrégulièrement dans presque toute sa face antérieure, est creusé à l'évidoir par une large ulcération de bon aspect qui a nettement succédé à la plaque de gangrène que nous avions déjà notée. Pansement à l'alcool. Le bubon de l'aine droite est cicatrisé.

Le 22. — L'état général est satisfaisant : les plaies vont bien.

Le malade sort le 8 mars, porteur de deux oreilles préputiales très incommodes et d'un gland excavé, mais non jusqu'au canal de l'urèthre. Les plaies sont totalement cicatrisées. Nous devons ajouter que l'inoculation qui a été faite le jour de l'incision du prépuce est restée négative.

Observation III (Inédite)

Leroux (Alph.), 21 ans, ferblantier, entré le 10 janvier 1883, salle 12, lit n° 3, hôpital du Midi, service de M. le Dr Horteloup.

Ce malade a des habitudes alcooliques avérées : bien que souffrant depuis 5 semaines il n'y a pas renoncé et s'est même enivré à plusieurs reprises ces derniers jours. Il y a, dit-il, plus d'un mois il s'est écorché, n'y a pas fait attention puis il n'a plus pu décalotter et a beaucoup souffert ; c'est pourquoi il rentre à l'hôpital.

La verge ressemble à un véritable battant de cloche, elle est chaude, rouge, très tuméfiée jusqu'à la base mais surtout dans la région préputiale qui n'est le siège d'aucune induration superficielle ou profonde. Il s'écoule du pus sale par l'orifice préputial.

20 Janvier. — Durant les trois jours précédents l'état général est devenu mauvais, la fièvre s'est allumée, le malade a complètement perdu l'appétit, la tuméfaction des parties s'est considérablement accrue, elles sont le siège d'une tension considérable et d'une couleur violacée. M. Horteloup devant la menace d'une gangrène, fend le prépuce avec une paire de ciseaux. Il s'écoule avec un peu de sang des détritus gangréneux.

Le 22. — La plaie a livré passage à de la sanie de mauvaise odeur en quantité considérable. Cette sanie est très irritante et malgré le pansement elle est allée boucher le sillon génito-rectal droit qui est le siège d'un érythème très manifeste. Lavages phéniqués.

Le 25. — En écartant les lèvres du prépuce on voit dans la rainure glando-préputiale quatre chancres mous de mauvais aspect, à bords décollés, à surface sanieuse. On panse à l'iodoforme.

4 Février. — Les ulcérations se sont modifiées et ont meilleur aspect, l'érythème a disparu, il n'existe pas d'engorgement ganglionnaire.

Le 21. — Les chancres sont presque entièrement cicatrisés, les lèvres de l'incision qui ne sont pas devenues chancreuses sont guéries depuis plusieurs jours.

2 Mars. — Le malade sort guéri avec deux oreilles préputiales, il n'existe que peu de perte de substance à la surface du gland.

OBSERVATION IV (Inédite)

Lep. (Aug.), 28 ans, serrurier, entré le 10 février 1883, salle 11, lit n° 10, hôpital du Midi, service de M. le Dr Horteloup (1).

Ce malade de bonne santé habituelle rentre dans le service pour un phimosis inflammatoire datant de 8 à 10 jours que l'on reconnaît consécutif à des chancres mous sous-préputiaux. Il est en outre porteur dans l'aine droite d'un bubon qui s'est ouvert spontanément quelques jours auparavant et qui depuis est devenu chancreux ; on le passe à l'iodoforme et l'on injecte de l'eau chlorurée sous le prépuce.

12 Février. — Le phimosis semble faire des progrès, la peau est plus tendre, néanmoins le malade dit ne pas souffrir, il s'écoule un liquide sanieux par l'ouverture préputiale.

Le 21. — Depuis deux jours le malade a souffert davantage quoique néanmoins l'état général soit assez satisfaisant et qu'il n'y ait pas trop de fièvre ; néanmoins comme en un point la peau tend à devenir noirâtre et que l'épiderme se soulève pour former une phlyctène, M. Horteloup introduit sous l'ouverture préputiale la tranche mousse d'une paire de ciseaux et sectionne la paroi jusqu'à la base du gland. Le malade dit que

(1) Ces deux observations ont trait à des malades présentés par M. Horteloup à la Clinique dont nous avons parlé. Nous les devons à l'obligeance du Dr Bottey, alors interne du service.

l'opération n'a pas été très douloureuse. Il s'écoule peu de pus par la plaie ; du liquide sanieux vient baigner le gland, il contient des gouttes d'huile.

Le 25. — Les tissus qui se sont un peu détergés permettent de voir que le gland est recouvert presque complètement en avant et à droite par un vaste ulcère chancreux à surface anfractueuse laissant échapper dans le pus des détritus gangréneux et donnant une odeur très marquée. On panse à l'iodoforme de même que le bubon chancreux dont les bords sont un peu décollés.

4 Mars. — Le prépuce a presque repris son volume normal, les bords de l'incision sont presque cicatrisés, mais l'ulcère du gland ne tend pas vers la guérison, il donne toujours lieu à une suppuration abondante et fétide.

Le 12. — Le bubon tend vers la cicatrisation, la sécrétion du chancre balanique s'est un peu modifiée, une tentative d'inoculation est restée sans résultats.

Le 25. — Le bubon est complètement cicatrisé, le chancre fait peu de progrès, il n'en occlut pas les tissus voisins, sa sécrétion n'est plus odorante. Iodoforme.

5 Avril. — Le malade sort amélioré mais non guéri.

OBSERVATION V.

RICORD. — Traité complet des maladies vénériennes. Clinique iconographique de l'hôpital des vénériens, pl. 3.

Barb., 26 ans, terrassier, entré le 10 janvier 1840, salle 3, lit n° 13.

Pour la première fois ce malade eut des rapports sexuels le 2 janvier 1840 ; trois jours après il fut affecté d'un phimosis qui, par suite des progrès rapides de la maladie offrit bientôt les symptômes de la plus vive inflammation. Les douleurs étaient constamment très aiguës ; mais elles atteignaient leur plus haut degré d'intensité chaque fois que les urines venaient baigner le gland ou le prépuce. Les parties malades avaient presque doublé de volume ; elles offraient à l'extérieur une teinte érysipélateuse rouge violacé et l'abondance de la suppuration indiquait l'état inflammatoire des surfaces muqueuses.

Bientôt en avant du gland, une portion du prépuce comme tordue en vrille présenta une saillie de 2 cent. 1/2 à 3 cent. et la matière de l'écoulement qui avait lieu par l'étroite ouverture qu'offrait le limbe ulcéré prit une teinte brunâtre sanieuse pareille à celle du pus provenant des ulcères compliqués de gangrène.

Pour se rendre à Paris, Barb. dut supporter les fatigues de près de deux journées de marche et pendant ce temps il n'eut recours à aucun traitement ; il ne se passa pas même des boissons alcooliques. Le jour de son entrée à l'hôpital on se borne aux antiphlogistiques, repos: diète, lotions et applications opiacées. Le 13 janvier, à neuf heures et demie du matin on inocule sur la cuisse droite le pus recueilli au limbe du prépuce. A dix heures on dessine le résultat de la piqûre. L'inoculation paraît avoir agi avec plus de rapidité que dans les cas ordinaires. M. Ricord fait remarquer à cette occasion que les symptômes d'un état inflammatoire général existent chez notre malade et que le tissu cutané paraît très irritable. On voit, en effet, dans la région inguinale gauche et dans le pli génito-crural du même côté, un érythème assez intense occasionné par le contact du pus qui vient baigner les parties sur lesquelles la verge demeure assez souvent appuyée pendant le sommeil. On continue les lotions et les applications opiacées. Même régime. Le 14 janvier les prévisions de M. Ricord se sont réalisées. Sous l'influence de l'excitation générale il s'est formé une pustule au centre de laquelle on aperçoit un point brun foncé indiquant une mortification partielle. Du côté des organes génitaux les ulcérations du limbe du prépuce paraissent frappées d'une gangrène superficielle par suite de laquelle on peut déjà prévoir une modification dans leur nature.

Les moyens employés n'ayant pas empêché la gangrène et le phimosis de faire des progrès, on opère par la division de la partie supérieure du prépuce sur la muqueuse duquel ainsi que sur le gland on remarque plusieurs ulcérations recouvertes d'une saillie noirâtre.

A quatre heures du soir la tache brune qui occupe le centre de la pustule d'inoculation a pris une teinte tout à fait noirâtre. Autour d'elle l'épiderme soulevé par le pus offre une coloration grisâtre. On continue les pansements. Le soir, on donne deux pilules opiacées camphrées pour combattre les érections qui fatiguent le malade. Même régime.

Le 15 les éléments de la pustule s'étendent simultanément ; les ulcérations du gland et du prépuce se détergent. Le 16, même progrès ; on remarque que l'eschare centrale de la pustule est moins élevée que les parties ambiantes. A la verge les ulcérations présentent un fond rose et la division du prépuce n'offre en aucun point l'aspect d'une plaie inoculée. Il y a moins de gonflement et fort peu de douleur. Même pansement, on donne des soupes et des bouillons. Le 17 pendant la nuit la pustule se déchire en plusieurs points ; l'eschare du centre demeure adhérente. Le 18 à dix heures du matin on enlève la croûte noirâtre qui recouvre l'ulcère produit par l'inoculation et l'on voit que la peau seule est intéressée. Il y a très peu de décollement ; les tissus offrent un fond rose parsemé de points jaunes, il paraît que la nature de l'ulcération a été modifiée par la gangrène. On cautérise avec le nitrate d'argent et ensuite on panse avec de la charpie imbibée de vin aromatique. Le 25 la surface de la plaie de la cuisse offre partout les bourgeons de la période de réparation. On observe le même état pour les ulcérations du prépuce et du gland. On panse partout au vin aromatique ; 1/2 portion.

Le 29 la cautérisation marche rapidement ; on touche légèrement avec le nitrate d'argent quelques bourgeons charnus trop développés ; on applique de la charpie presque sèche.

Le 7 février, Barb. sort guéri et l'on peut remarquer que si ce malade a vu l'intensité de son affection à l'état inflammatoire qui a produit la gangrène, d'un autre côté sa guérison rapide a été le résultat de la destruction du principe virulent dans les ulcères du gland et du prépuce, par suite de la mortification qui, bien que peu profonde, a pu les transformer en plaie simple.

OBSERVATION VI

RICORD. — Traité complet des maladies vénériennes. Clinique iconographique de l'hôp. des vénériens, p. 4.

Duc., 23 ans, maçon, entré le 19 mai 1840, salle 7, lit n° 15.

Ce malade, qui fait de fréquents abus de boissons alcooliques, n'avait jamais eu d'affection vénérienne lorsque, à la suite de relations sexuelles qui eurent lieu il y a six jours, il éprouva d'assez vives cuissons au gland ; cependant il ne s'assura de l'état des parties que le lendemain des rapports dont nous venons de parler. Il y avait déjà du gonflement au prépuce et au gland et quelques ulcères très douloureux existaient sur la muqueuse balanique.

Le malade consulta un empirique qui ordonna des pansements avec une poudre blanchâtre et fit prendre une tisane qui excita beaucoup la sécrétion urinaire. Bientôt le gonflement des parties fit des progrès rapides ; dans ses trois quarts antérieurs la verge doubla de volume, il fut impossible de découvrir le gland et les douleurs devinrent intolérables. Dès lors Duc... cessa tout traitement et vint à la consultation de l'hôpital, où il fut reçu dans le service de M. Ricord, salle septième, nº 15. Aujourd'hui (19 mai) il existe un phimosis très intense, le volume des parties malades est triplé et la peau du prépuce présente à droite une eschare noirâtre demi-circulaire. Partout ailleurs on rencontre une coloration en rouge brun. Le limbe du prépuce est le siège d'un œdème considérable, mais pourtant il laisse apercevoir l'extrémité du gland. Dans sa partie inférieure le prépuce offre une saillie assez notable et forme en avant du gland une espèce de *recessus* rempli de sanie purulente et de détritus gangréneux. L'urèthre qui livre un passage facile aux urines ne fournit pas de matière morbide et l'écoulement qui s'échappe abondamment des parties malades provient en entier du gland et du prépuce. Les érections ne font éprouver aucune douleur sur le trajet de l'urèthre et l'extrémité de la verge seule est le siège d'une vive souffrance, occasionnée par la pression que le prépuce exerce alors sur le gland. C'est aussi seulement au prépuce et au gland ulcérés que le malade rapporte les cuissons qu'il éprouve pendant l'émission des urines.

Les régions inguinales examinées avec soin ne présentent aucune tuméfaction ganglionnaire et la pression n'y révèle aucune sensibilité anormale ; enfin, la sanie purulente qui s'échappe des ulcères a déterminé un érythème assez intense sur les parties qu'elle touche et cet état est surtout remarquable au pli génito-crural, sur le scrotum et à la face interne des cuisses. Bien que ce malade éprouve des douleurs très vives et que depuis trois jours il soit sous l'influence d'un état fébrile très intense, il n'a pas voulu se soumettre à la division du prépuce qui était indiquée. On applique trente sangsues aux aines. La verge est tenue enveloppée avec des compresses imbibées d'une solution concentrée d'opium. Le 21, le gonflement a beaucoup diminué. Le 22, les parties gangrénées se détachent et l'on dessine les organes en cet état. Il n'y a presque plus de douleur. A sa partie supérieure le prépuce se trouve assez régulièrement détruit suivant une ligne qui correspond à la saillie de la base du gland, tandis qu'en bas il forme un lambeau irrégulier auquel l'eschare est encore adhérente. Sur le gland on aperçoit des détritus de gangrène. Toute la muqueuse balanique est détruite, mais l'organe lui-même n'est pas entamé profondément. L'émission des urines est toujours facile. La fièvre a presque complètement cessé. On continue les opiacés et le même régime.

Le 23, la gangrène n'a pas fait de progrès, on enlève autant que possible les portions d'eschare qui étaient encore adhérentes. Même pansement ; même régime.

Le 24, presque partout les détritus gangréneux ont disparu ; il reste fort peu de gonflement. On prend du pus sur le gland et on l'inocule à la cuisse gauche. On panse toujours avec la solution opiacée. Bouillons et soupes.

Le 27, les parties sont roses et ne présentent nulle part l'apparence des chancres ; il n'y a plus de gonflement. L'inoculation n'a rien produit et donne aussi la certitude que la gangrène a radicalement modifié la nature spécifique des ulcères primitifs. Il est de même important de noter que le pus mêlé de détritus gangréneux, dont le contact avait suffi pour développer sur la peau voisine des parties malades l'érythème dont nous avons indiqué la présence, n'a pas fourni par l'inoculation le moindre symptôme qu'il fut possible de confondre avec ceux qui résultent de l'inoculation du pus qui contient le virus syphilitique, agent indispensable pour obtenir les phénomènes réguliers qu'amène dans tous les cas son introduction sous l'épiderme et qui ne saurait être remplacé par les sécrétions plus ou moins âcres que peuvent fournir les organes génitaux, quel que soit le degré d'inflammation des ulcères dont ils sont le siège. Vin aromatique. Le 28, on pratique la résection d'un reste de lambeau afin de régulariser la circoncision opérée par la gangrène. Le 29, on cautérise avec le nitrate d'argent quelques bourgeons charnus sur le limbe du prépuce. Le 1er juin la cicatrisation du gland est complète, ainsi que celle de la partie supérieure du prépuce. On touche légèrement avec le nitrate d'argent les parties non cicatrisées. On panse toujours au vin aromatique. Le 6, la cicatrisation est presque complète partout et les chairs sont assez régulièrement nivelées. On panse au vin. Le 9 juin, le malade sort parfaitement guéri.

OBSERVATION VII

(MAURIAC. *Progrès Médical,* n° 33, Août 1874, p. 483).

Un jeune homme de 18 ans entré le 9 janvier 1874, au lit n° 26 de la salle 6, avait eu des rapports avec une femme suspecte vers les derniers jours du mois de décembre de l'année 1873. Au bout de 5 ou 6 jours, la muqueuse glando-préputialé devint paraît-il le siège d'une inflammation très violente ; et, comme ce garçon avait un prépuce très long il survint promptement une balano-posthite avec phimosis, bien que dans l'état normal l'orifice préputial fût assez large pour laisser passer le gland.

Lorsque le malade entra dans mon service il était en proie à une fièvre des plus vives et souffrait horriblement. Il lui fut impossible de me dire si son affection avait débuté ou non par des ulcérations. L'invasion avait été si brusque qu'on ne pouvait savoir dans quel ordre de succession s'étaient présentés les phénomènes morbides.

Toujours est-il que la verge était énorme, que la peau du prépuce et du fourreau d'une rougeur violacée diffuse, était tendue, luisante, et que le tissu cellulaire sous-cutané présentait un engorgement phlegmoneux qui augmentait tous les jours. Vers la fin du premier septennaire de cette balano-posthite, une plaque de sphacèle large comme une pièce de deux francs se déclara sur le côté gauche du prépuce au niveau de la couronne.

Elle s'élargit très rapidement et au bout de 4 ou 5 jours elle faisait le tour de la verge, de telle façon que toute la partie antérieure du prépuce était détachée et tombait. C'était une véritable circoncision. Quand la chute des eschares eut mis à découvert les parties sous-jacentes, je constatai que la gangrène avait détruit outre le prépuce et une partie du fourreau, la moitié postérieure du gland, laquelle avait en partie détaché cet organe des corps caverneux qui, eux-mêmes semblaient atteints par la gangrène dans leur partie antérieure.

De pareils désordres déterminèrent un état général sérieux caractérisé par une grande prostration des forces musculaires, du délire nocturne, une fièvre véhémenté et continue, qui se termina par des sueurs profuses. Cet état d'adynamie fébrile dura 4 ou 5 jours et tomba aussitôt que le processus gangréneux eût produit tout son effet.

A partir de ce moment, c'est-à-dire vers le quatrième jour de la maladie, l'appétit, le sommeil et les forces revinrent. La fièvre s'éteignit, la convalescence fut franche et rapide et ne se démentit pas un seul instant pendant la période d'élimination et de réparation. Les ganglions inguinaux restèrent intacts depuis le début jusqu'à la terminaison de la balano-posthite gangréneuse.

La chute des eschares mit à découvert les ravages causés par cette affection ; ainsi la moitié postérieure du gland et le tiers antérieur des corps caverneux n'existaient plus. Le prépuce était détruit, il n'en restait qu'un lambeau à la partie inférieure de la verge et du côté du filet. La cicatrisation de cette vaste perte de substance se fit lentement mais sans interruption et amenda un peu cette lésion qui paraissait monstrueuse et irréparable immédiatement après la chute des eschares. La guérison fut définitive vers le 8 où le 10 du mois de Mars, c'est-à-dire environ 70 jours après l'invasion de la maladie.

J'inoculai le malade avant et après le processus gangréneux mais sans obtenir aucun résultat. En faudrait-il conclure qu'il n'y avait pas de chancre. Non, car déjà à ce moment l'inflammation érysipélato-phlegmoneuse avait sans doute neutralisé la virulence du chancre.

OBSERVATION VIII

MAURIAC. *Progrès Médical,* n° 33, Août 1874, p. 484.)

Le malade dont il s'agit était couché dans un des premiers lits de la salle 6, où il est resté plusieurs semaines. Il avait un prépuce très long mais dont l'ouverture assez large permettait aisément de découvrir le gland. Après deux mois de continence ce garçon eut des rapports sexuels et le 6 mars, dès le lendemain ou le surlendemain il ressentit les premiers symptômes d'une balano-posthite qui devint rapidement purulente et se compliqua de phimosis comme il arrive en pareil cas.

Huit jours après le virus infectant, je le vis à la consultation; le phimosis était déjà très complet. A travers l'orifice rétréci du prépuce s'écoulait une abondante quantité de pus. On n'apercevait aucune ulcération chancreuse, on ne sentait aucune induration sous le prépuce ; les ganglions inguinaux étaient sains. J'introduisis un crayon de nitrate d'argent dans la cavité glando-préputiale et je cautérisai rapidement les deux muqueuses.

Trois jours après le malade revint à la consultation. Dans le trajet de chez lui à l'hôpital il avait perdu par la verge une quantité très considérable de sang, si bien qu'il était pâle, exsangue et dans l'imminence d'une syncope. Je le reçus immédiatement ; l'hémorrhagie continua avec abondance, malgré les réfrigérants dont on entoura les parties malades. La verge avait triplé ou quadruplé de volume, la peau était d'un rouge violacé, luisante, tendue à l'excès et sans aucun doute, sur le point de tomber en gangrène. Le lendemain, en effet, existait sur la face supérieure du prépuce, au niveau de la couronne, une plaque de sphacèle. L'hémorrhagie persistait toujours et devenait très menaçante. Pour dégager les tissus, prévenir sur eux les effets de l'étranglement inflammatoire, l'arrêter ou du moins modérer le processus gangréneux déjà commencé, il n'y avait qu'une chose à faire, débrider largement le prépuce sur sa région dorsale depuis la rainure jusqu'à l'orifice. C'est ce qui fut fait. L'incision qu'on pratiqua sur cette peau et cette muqueuse distendues outre mesure, engorgées de sérosité plastique et sphacelées par place fut à peine sentie par le malade.

Après l'incision l'hémorrhagie ne tarda pas à s'arrêter et ne se reproduisit plus. Il fut impossible de savoir de quel point elle provenait. Il eut été, en effet, difficile de le découvrir, au milieu des désordres que le débridement mit à nu. La couronne du gland, sa face supérieure, la face interne du prépuce étaient parsemées d'ulcérations chancreuses gangrénées, enchâssées dans une muqueuse qui présentait tous les caractères d'une inflammation portée au plus haut degré de violence. Des détritus sphacélés s'étaient déjà détachés et se montraient au milieu du muco-pus entremêlé de caillots sanguins.

A l'aspect de pareils désordres on aurait pu croire que l'affection dut être très longue à guérir et dut entraîner des pertes de substance considérables. Il n'en fut rien cependant. Peu à peu la turgescence des tissus diminua ; les produits œdémato-

plastiques se résorbèrent graduellement. Une fois que les eschares furent tombées, on vit au-dessous d'elles des surfaces
ulcérées de bonne nature et couvertes de boutons charnus qui
se cautérisèrent rapidement.

Je faisais faire plusieurs fois par jour des pansements avec
l'eau alcoolisée. L'amélioration ne se démentit pas un seul
instant. Il ne fut pas nécessaire de recourir à la cautérisation
substitutive. Les débris du prépuce se cautérisèrent et formè-
rent de chaque côté du gland un appendice difforme qu'il sera
facile d'enlever plus tard. Il ne restait plus sur la plaie un
atome du virus. Les chancres avaient été complètement neutra-
lisés par la balano-posthite gangréneuse.

Vers le milieu du mois d'avril, c'est-à-dire quarante jours
après le début de la balano-posthite, vingt-cinq jours après le
débridement, le malade sortit parfaitement guéri. Chez lui, les
phénomènes généraux fébriles au moment de la gangrène
furent peu prononcés. Je l'attribuai à ce que l'incision a arrêté
de bonne heure le processus gangréneux.

OBSERVATION IX.

(Due à mon ami le docteur Picard, avec lequel j'ai examiné le
malade.)

C...., employé de commerce, 27 ans, est grand, fort, bien
constitué, quoique un peu pâle. Il n'est nullement surmené, son
hygiène est excellente.

Le 8 janvier 1884, C... pratique le coït avec une blanchis-
seuse de la maison, rapprochement très rapide. Trois jours
après, le 8 janvier, une chaude-pisse intense, avec gonflement,
rougeur sombre du gland, renversement des lèvres du méat en
dehors s'est déclarée. Sur le fourreau de la verge apparaissent
cinq à six ulcérations du diamètre d'une lentille, grisâtres,
déchiquetées, à bords soulevés, et sécrétant une grande quantité d'un liquide séro-purulent assez abondant.

Une autre ulcération d'un caractère différent occupe la face
supérieure du sillon balano-préputial, un peu à gauche de la
ligne médiane.

A peu près sphérique, quoique plus allongée dans le sens du

pourtour balano-préputial, son diamètre dépasse un peu celui d'une pièce d'un franc. Le fond n'en est pas trop inégal, mais très creux. Les bords ne sont ni inégaux ni taillés à pic. Ce qui frappe dans cette ulcération, c'est sa coloration. Le fond en est noir au centre, et ardoisé jusqu'à sa circonférence. Il existe là un sphacèle à marche rapide.

Aussi, M. Petitjean, étudiant en médecine, ami du malade, m'appelle-t-il auprès de lui.

C'était le samedi 14 janvier, 14 jours après le coït infectant. Quand je l'examine, la verge du malade est énormément infiltrée et gonflée, en battant de cloche, le gland turgide, le sillon balano-préputial profondément creusé par l'ulcération au point que je puis craindre une grave perte de substance et la chute d'une partie du gland.

L'état général du malade est d'ailleurs assez satisfaisant : pas d'adynamie, température sous l'aisselle 38° ; pouls, 90 pulsations.

Le malade étant endormi avec le chloroforme, je cautérise énergiquement avec le thermo-cautère, au rouge sombre, toutes les ulcérations. Des pansements sont faits chaque jour avec de l'eau phéniquée à 5/100.

Extrait de quinquina 4 gr. par jour à l'intérieur. Nourriture aussi bonne que possible, eau vineuse en boisson.

Les suites furent simples. Au bout de huit jours les eschares étaient éliminées et la réparation fut à peu près complète au bout de trois semaines. Le malade, que nous avons revu depuis, se porte bien, et son gland ne présente que de très légères traces de cicatrisations.

OBSERVATION X.

(The Lancet, 1843, 18 novembre, citée par Demarquay, Maladies chirurgic. du pénis, p. 242).

T..., 27 ans, ayant contracté une blennorrhagie huit jours avant son entrée à l'hôpital. Un phimosis suivit de près l'écoulement uréthral et quand le malade se présenta, les téguments du pénis étaient tendus, comme vernissés, d'un rouge écarlate, excepté à la face supérieure du pénis, au niveau du gland.

Là la peau, dans une étendue de 1 pouce, présentait une coloration bleu foncé et était le siège d'une gangrène.

Pouls petit, face très pâle.

Traitement : carbonate d'ammoniaque, 5 grains dans une mixture camphrée, compresses trempées dans une solution de chlorure de chaux ; vin.

Dans l'espace de 3 jours l'eschare gangréneuse se limita et s'élimina bientôt en même temps qu'une petite eschare très superficielle se forma et s'élimina sur la face supérieure du gland. Une bonne suppuration s'était établie au bout d'une semaine et, au bout de 21 jours, les surfaces ulcérées étaient entièrement cicatrisées.

Havre. — Imprimerie du Commerce, 3, rue de la Bourse.